DU

CHOLÉRA-MORBUS,

DE SON MODE D'INVASION,

DES PREUVES DE SA NON-CONTAGION, DE SES CAUSES,

DE SES SYMPTÔMES; DE SA MARCHE,

DE SON DIAGNOSTIC, DE SON PRONOSTIC, DE SA NATURE,

DES MOYENS DE S'EN PRÉSERVER

AUSSI SURS DANS LEURS RÉSULTATS QUE FACILES DANS LEUR APPLICATION,

DE SON TRAITEMENT CURATIF.

PAR L. COLOMBE,

Docteur en médecine de la Faculté de Paris, professeur particulier d'accouchemens, de maladies des femmes et des enfans, ex-chirurgien aide-major des armées, membre de la Société médico-philanthropique, de l'Athénée médical, etc.

De toutes les maladies, le Choléra est la plus
facile à prévenir.

PARIS.

CHAMEROT, LIBRAIRE, QUAI DES AUGUSTINS, N° 13.

ET CHEZ TOUS LES LIBRAIRES ET MARCHANDS DE NOUVEAUTÉS.

MAI 1832.

DU

CHOLÉRA-MORBUS,

DE SON MODE D'INVASION,
DES PREUVES DE SA NON-CONTAGION, DE SES CAUSES,
DE SES SYMPTÔMES, DE SA MARCHE,
DE SON DIAGNOSTIC, DE SON PRONOSTIC, DE SA NATURE,
DES MOYENS DE S'EN PRÉSERVER
AUSSI SURS DANS LEURS RÉSULTATS QUE FACILES DANS LEUR APPLICATION,
DE SON TRAITEMENT CURATIF.

PAR L. COLOMBE,

Docteur en médecine de la Faculté de Paris, professeur particulier d'accouchemens,
de maladies des femmes et des enfans, ex-chirurgien aide-major des armées,
membre de la Société médico-philanthropique, de l'Athénée médical, etc.

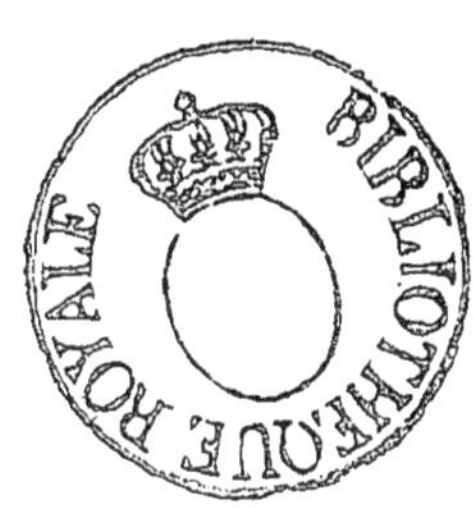

PARIS.

CHAMEROT, LIBRAIRE, QUAI DES AUGUSTINS, N° 13.
ET CHEZ TOUS LES LIBRAIRES ET MARCHANDS DE NOUVEAUTÉS.

MAI 1832.

PARIS. — IMPRIMERIE DE RIGNOUX,
RUE DES FRANCS-BOURGEOIS-S.-MICHEL, N° 8.

A MESSIEURS LES MEMBRES

MÉDECINS ET ÉLÈVES DU BUREAU DE SECOURS

DU QUARTIER DE L'ÉCOLE-DE-MÉDECINE.

MESSIEURS ET CHERS CONFRÈRES,

J'ose espérer que vous ne verrez dans ce travail qu'une preuve du désir que j'ai d'être utile à l'humanité : dans ce but, j'ai éludé autant que possible les citations si faciles, les expressions techniques [1], les recherches scientifiques que le peu de temps employé à sa composition n'a pu me permettre. J'ai mis tous mes soins à être clair, exact, vrai : vous pardonnerez sans doute les nombreuses imperfections échappées à la rapidité de la rédaction [2]. Vous userez d'indulgence en faveur du but vers lequel vous dirigez vos heureux efforts, et que s'est proposé

Messieurs,

Votre bien dévoué,

L. COLOMBE.

[1] Vous trouverez un ample dédommagement de cette omission volontaire dans le savant rapport de l'Académie de médecine sur le Choléra-morbus, rapport empreint du cachet du mérite de ceux qui l'ont rédigé.

[2] Il a été composé au lit des malades.

DU

CHOLÉRA-MORBUS.

GÉNÉRALITÉS.

Le Choléra-morbus est une affection grave qui apparaît dans les organes digestifs, en trouble les fonctions, occasionne des déjections abondantes, et par suite l'épuisement et la mort.

On pense assez communément que cette maladie s'empare tout à coup d'un homme sain, bien portant, et le fait périr dans le court espace de six, douze ou vingt-quatre heures. L'observation prouve que cette manière de voir, que partagent presque toutes les personnes du monde et même un grand nombre de médecins, est une grave erreur [1].

L'expérience nous a prouvé maintenant que cette opinion est aussi fausse qu'effrayante. Le Choléra-morbus, sorti de l'Inde, qui a désolé en si peu de temps une partie de l'Europe, qui règne à Paris, et que je n'ai été que trop souvent à même de constater, est toujours précédé trois, quatre, cinq, dix et quinze jours même de signes, de symptômes, faciles à reconnaître. Le traitement est plus ou moins heureux suivant qu'il est employé au début, ou lorsque la maladie est parvenue à un certain degré d'intensité, suivant l'âge, la force du malade, son état de santé habituelle, son genre de vie, sa docilité, surtout la promptitude des secours et l'assiduité des soins dont il est l'objet; car quelque puissans que soient ces moyens, on ne saurait trop tôt en faire usage, le plus faible retard en compromet toujours le succès.

[1] Un des médecins envoyés à Varsovie me disait, à l'appui de cette opinion, qu'il avait vu mourir le soir un Anglais qui était bien portant le matin. Il est facile de démontrer que cette observation et beaucoup d'autres semblables ne reposent pas sur des renseignemens bien exacts.

Soyons donc attentifs à ces signes, à ces symptômes précurseurs, peu graves en apparence, qui nous annoncent le plus terrible des maux; et, j'en ai l'assurance, la conviction, nous serons toujours sûrs de l'éviter, de le guérir même, si nous n'attendons pas pour le combattre ce dernier degré d'épuisement, de dépérissement qui prive tous nos organes des matériaux nécessaires à leurs fonctions, et ne laisse plus que des regrets à l'art de guérir.

DE SA NON-CONTAGION.

Le Choléra est-il contagieux? Cette question, qui est encore agitée par les plus savans nosologistes, paraît décidée par la négative. Quelques réflexions sur ce sujet, quelques considérations déduites de l'allaitement et basées sur l'observation, pourront peut-être éclairer cette question et prouver qu'il n'est pas contagieux. Mais quel est son mode de propagation? pourquoi s'emble-t-il s'attacher à des localités, à des maisons qu'il dépeuple? pourquoi frappe-t-il des familles entières? Rien de plus facile à expliquer, sans admettre un principe contagieux.

Lorsqu'un membre d'une famille est atteint, toute la famille vole à son secours : chacun veut lui prodiguer ses soins; le mari n'a plus d'autre garde-malade que son épouse; le fils, la fille, une tendre mère, celle-ci ses enfans. Ces soins fatigans, cette affection morale qui les accompagne, qui s'aggrave en raison du danger, cette privation d'un repos réparateur, ces repas dont le chagrin trouble la digestion, sont autant de causes puissantes qui prédisposent à la maladie, et livrent ainsi des familles à la destruction. Nous avons été à même de faire ces observations, entre autres sur une famille peu favorisée de la fortune, composée de sept enfans, de cinq à vingt-deux ans, et chez laquelle nous avons arrêté les progrès du mal qui se propageait du plus âgé au plus jeune, et qui avait déjà fait périr le père avant qu'on nous fît appeler. (3, rue du Gindre, M. Laurent.)

Ainsi, dans ces maisons mal construites, situées dans ces rues étroites [1], mal distribuées, occupées par des habitans

---

[1] La Cité, la rue de la Mortellerie, en offrent des exemples fréquens, rares, au contraire, dans la Chaussée-d'Antin, et les boulevards.

placés dans les mêmes conditions sous le rapport de la misère, des habitudes vicieuses , dénués de secours et de soins, le Choléra sévit en même temps sur tous ces individus également prédisposés , avec une violence effrayante, sans qu'il y ait contagion ; car on voit quelquefois dans la chambre voisine de celui qui succombe, le mal arrêté, prévenu même dès son début, par tout ce que la nature, l'art et les bons soins peuvent lui opposer.

Telle est la cause de la mortalité, plus grande dans les classes pauvres, ouvrières, que dans les classes aisées.

Livrée au travail, que le dénûment, les excès et l'imprévoyance rendent forcé, la classe ouvrière est sourde à ce malaise qui la menace et l'avertit d'être sur ses gardes : le besoin chez elle commande le travail ; la maladie , la fatigue ne comptent pour rien, ne portent, ne conduisent au repos que quand les forces manquent absolument. Alors ces malheureux, pour la plupart, ne trouvent plus chez eux que des secours insuffisans contre le plus exigeant des maux, et faute de soins et de moyens ils succombent.

Dans la classe aisée, au contraire, l'instruction éclaire sur la nature du danger ; par le repos, un régime convenable, des précautions que rendent faciles les ressources physiques et morales, on se préserve d'une affection qui cependant frappe encore ceux qui se livrent avec trop peu de réserve aux travaux du cabinet, à la méditation , aux plaisirs de la table, des sens, etc.

Sous ces différens rapports, les enfans sont moins exposés et bien moins souvent atteints que les adultes , même au sein de l'épidémie, comme le prouve un grand nombre de pensions d'enfans dans lesquelles il n'y a pas eu un seul malade. Les affections morales ont chez eux moins de prise ; le travail, les repas sont toujours proportionnés à leurs facultés, à leurs besoins ; et guidés par ce sentiment intérieur, plus sûr, plus juste que la raison, ils évitent le Choléra d'autant plus rare chez eux qu'ils sont moins avancés en âge. Si ces preuves ne suffisaient pas pour démontrer sa non‑contagion, ce qui se passe dans l'allaitement lèverait tous les doutes.

On sait que pour les maladies contagieuses ces rapports

intimes de la mère avec l'enfant offrent les conditions les plus favorables à la transmission des virus, qui ont éminemment ce caractère, telles que certaines éruptions cutanées, la petite-vérole, la siphilis, la peste, etc... Le Choléra, par cette voie si subtile, ne se communique pas de la nourrice à l'enfant, comme nous le prouvent beaucoup d'observations; nous connaissons même peu d'exemples d'enfans à la mamelle qui en aient été atteints : leur moral n'en peut être frappé; leur régime devient leur seul préservatif; il est donc bien démontré par là qu'il n'est pas contagieux.

CAUSES.

Quelle est la cause de ce fléau? Est-ce un principe délétère répandu dans l'atmosphère? quelle est son essence, sa nature? On ne les connaît pas. L'analyse de l'air a été infructueuse. Avons-nous trouvé la cause de la plupart de ces affections épidémiques que nous traitons cependant avec succès, et qui s'étendent tantôt sur une grande surface du globe, tantôt se bornent à une localité? Avons-nous découvert la cause de cette inflammation des paupières (la cocotte) qui s'est fait sentir à Paris, de la grippe, d'une foule d'autres affections épidémiques de la peau et des membranes muqueuses? Cette connaissance, dont je ne nie cependant pas tout l'intérêt, toute l'importance, est-elle nécessaire pour le traitement? je ne le pense pas. En serions-nous plus puissans pour empêcher, pour détruire la maligne influence que ce principe exerce sur nos organes? S'il réside dans une condition de l'atmosphère que les vents promènent à leur gré du nord au sud ou de l'est à l'ouest comment, en purger l'air indispensable à la vie? Si nous ne pouvons ni découvrir ni fuir ce principe, nous avons au moins la consolation d'en reconnaître promptement l'action sur l'économie, de pouvoir la détruire, la rendre nulle lorsqu'elle ne constitue qu'un faible état maladif, un malaise sans danger qui ne nous force même pas de suspendre nos travaux, nos occupations, et nous avertit sûrement de nous mettre en garde contre les accidens plus graves dont il nous signale l'approche.

Si beaucoup de médecins ont inutilement essayé de déchirer le voile épais dont ce principe destructeur s'enveloppe, ils ont payé leur tribut à la science et à l'humanité. Sans espoir d'être plus heureux, nous allons aussi, sur ce sujet, émettre nos idées, sans y attacher d'autre importance que celle d'être utile et de mettre sur la voie des découvertes.

Depuis long-temps on a remarqué que les vents, soit de l'ouest ou du nord, souffloient sur les populations ces fléaux qui laissent de douloureuses traces de leur passage. Depuis l'invasion de cette funeste maladie dans la Capitale on a observé que nous avions presque toujours été sous l'influence de la même température, d'un vent de *Nord-est*, vif, sec et froid, qui agit d'une manière pénible sur la sensibilité générale, enlève à la peau sa douce humidité, sèche les lèvres, les gerce, occasionne le corizat, l'enrouement, etc. Cette action, si remarquable à l'extérieur, se reproduit sans doute à l'intérieur, et devient par l'irritation sympathique ou immédiate qu'elle produit, la cause de l'exaltation de la sécrétion ou de l'exhalation de la muqueuse des organes digestifs, et des accidens inflammatoires qui s'aggravent et conduisent au plus haut degré de la maladie.

Cette influence pernicieuse, qui glisse sur certains quartiers, s'appesantit sur d'autres, y choisit, y entasse ses victimes, dont le mécanisme, le mode d'action sont si difficiles à définir, est cependant si réelle qu'elle apparaît d'une manière très sensible dans la végétation. La terre dans laquelle elle puise les principes de la vie est aride à sa surface; la plante y végète desséchée [1]; les feuilles, près du sol, jaunâtres, flétries, tombent; les fleurs s'épanouissent à regret, leur parfum est affaibli; l'eau dont on les arrose arrête à peine ce dépérissement : quelques animaux n'en sont pas exempts [2]. Les corps inorganisés l'éprouvent, le bois se sèche et se fend... tout se ressent des effets de ce vent funeste dont nous subissons presque tous la loi; mais ne nous en effrayons pas: bientôt nos organes qui, surpris à l'improviste, n'ont pu en

---

[1] J'écrivais ceci dans la première quinzaine d'avril; les cultivateurs alors en ont fait la remarque sur les blés, les jardiniers sur les plantes.

[2] J'ai l'exemple d'un chien qui a succombé au Choléra; on cite des poules, des poulets, des dindons qui ont éprouvé le même sort.

supporter l'atteinte, s'y habitueront[1], comme le prouve le décroissement de la maladie et de sa malignité; un traitement mieux approprié en éloignera, en paralysera les effets, jusqu'à ce qu'un changement de direction, qu'on ne peut prévoir, aussi incertain que le vent, nous débarrasse de cet hôte terrible.

Loin de moi l'idée de trouver dans les alimens, les boissons, ces causes, ces germes empoisonnés qu'on y a supposés. Ces funestes erreurs, enfantées par les apparences qui frappent au premier abord, n'ont été accréditées que par un féroce aveuglement; mais chez les êtres qui réfléchissent, qui raisonnent, la conviction naît bientôt de la triste expérience.

Comment encore parmi ces causes a-t-on pu faire jouer un rôle à la politique? Nous nous empresserions de combattre cette idée avancée par un auteur qui s'est montré jusqu'à présent si judicieux, si les faits observés chez les paisibles habitans des villages ne démentaient formellement une aussi étrange assertion.

PRÉDISPOSITIONS.

Quelle que soit la cause du Choléra, elle agit sur nous d'une manière plus ou moins sensible, suivant notre constitution, notre âge, notre régime, les lieux que nous habitons, notre état moral et physique, notre force ou notre faiblesse. Ainsi les tempéramens bilieux, sanguins, l'âge avancé, le sexe [2], tout ce qui peut porter atteinte aux fonctions des organes gastriques, l'usage d'alimens mal sains, des repas copieux, l'abus du vin, des liqueurs [3]; toutes les causes débilitantes, les travaux pénibles du corps et de l'esprit, les veilles prolongées, l'excès des plaisirs, les affections morales, profondes, la peur du mal qu'on redoute, l'excès de sensibilité, les longues convalescences, la malpropreté, la misère, un logement insalubre, etc., y disposent.

---

[1] Mithridate s'était habitué à l'effet des poisons.

[2] On a pensé que les hommes y étaient plus sujets, plus disposés que les femmes : l'observation n'a pas prouvé cette assertion.

[3] C'est principalement dans les régimens qu'on a été à même d'observer les funestes effets de ces excès.

SYMPTOMES.

Ils constituent trois périodes très distinctes, sous le rapport de la gravité de la maladie.

Première période. — Le Choléra est toujours précédé, plus ou moins long-temps à l'avance, de malaise, de légers étourdissemens, et d'un sentiment de faiblesse, de défaillance, de lassitude générale, de frissons rapides dans le corps, dans les membres, d'embarras dans l'estomac, dans le ventre, de bruits intestinaux, de renvois, de gaz qui s'échappent par la bouche ou l'anus. Les urines sont rouges et peu abondantes; les lèvres sont un peu sèches, la langue blanche, la bouche pâteuse, on éprouve un peu de soif, peu d'appétit; mais des besoins fréquens, fatigans de prendre des alimens dont les digestions sont longues, laborieuses. Cet état, qui dure quelques jours, se dissipe souvent de lui-même par le repos, le régime, et se termine quelquefois par des sueurs. Négligé le mal s'accroît : les douleurs d'estomac deviennent plus vives, plus pénibles, les coliques plus sensibles après le repas; l'affaiblissement est plus grand, la lassitude dans les jarrets plus marquée, quelquefois une légère diarrhée accompagne ces symptômes parmi lesquels la chaleur et le pouls sont à peu près dans l'état normal.

Deuxième période. — Cependant ces accidens ne commandent pas encore impérieusement le repos : l'ouvrier continue plus faiblement ses travaux journaliers; l'homme de cabinet, ses occupations ordinaires; le médecin, ses visites; la femme vaque encore aux soins de son ménage et ne suspend pas entièrement ses plaisirs; mais chez eux tout se ressent de cet état maladif, qui altère en même temps la fraîcheur, l'embonpoint et les traits de la physionomie : les symptômes précédens s'aggravent; les déjections, d'abord naturelles et liquides, puis jaunâtres, deviennent aqueuses, blanchâtres, inodores, semblables à une légère décoction de riz; bientôt cette diarrhée sans douleur augmente rapidement; sa fréquence accable le malade plus ou moins promptement, suivant sa constitution; des espèces d'envies de vomir le tourmentent.

Troisième période. — Enfin les forces abandonnent le malade, une faiblesse générale précède une défaillance, une syncope, qui le frappent tout à coup; le froid s'empare promptement d'un corps épuisé, qui se couvre d'une sueur aussi froide que les parties qu'elle baigne. Le cœur, affaibli dans son action, ne pousse plus le sang et la chaleur aux extrémités, la circulation veineuse y est suspendue, elles sont froides et violettes; le pouls petit, faible, irrégulier, s'y fait à peine sentir; les traits de la face se décomposent rapidement, les yeux deviennent caves, s'affaissent, s'enfoncent dans l'orbite, et s'enveloppent du cercle bleuâtre des paupières. La langue, large, plate, un peu violacée, est froide; l'haleine sans chaleur, les lèvres livides, la respiration difficile, les urines rares ou nulles; un vomissement de matières alimentaires, puis liquides, verdâtres, jaunes, blanchâtres, s'il n'a déjà paru, se joint au dévoiement qui persiste; les matières liquides sortent, quelquefois involontairement, avec violence et par jet au dehors de l'anus; des crampes douloureuses tôt ou tard tourmentent les jambes, les pieds, le tronc ou les bras du cholérique et lui arrachent des cris.

Ces symptômes, au milieu desquels le patient conserve toutes ses facultés intellectuelles, sa raison, cessent; le calme paraît se rétablir; quelquefois une légère réaction le réchauffe un peu : le malade semble assoupi. D'autres fois il s'agite et cherche à se découvrir, à éloigner ce qui lui paraît gêner sa respiration; cette fonction devient difficile, le malade se plaint de suffoquer, la voix devient rauque, s'affaiblit; le corps se couvre de sueurs froides, la peau se plisse et se ride; le malade supporte plus patiemment les crampes qui l'agitent; la suffocation s'accroît, et bientôt, plongé dans un état d'anéantissement, d'assoupissement dont on le retire avec peine, toujours couché sur le dos, épuisé, insensible, sans mouvemens, après une courte agonie, il expire.

DÉBUT, MARCHE, TERMINAISON.

Nous avons tracé la marche en décrivant les symptômes de cette maladie; elle n'offre donc pas cette rapidité qui sème partout la terreur et l'épouvante. Cependant, annoncé par ses symptômes précurseurs, le Choléra débute presque toujours assez subitement; le plus souvent, quelque temps après le repas; il offre alors deux caractères, deux espèces qu'il est bien essentiel de distinguer, surtout sous le rapport du traitement [1].

Ire ESPÈCE.

Plus ou moins long-temps après l'apparition des symptômes précurseurs, le malade est presque tout à coup saisi par une faiblesse, un frisson, un mal de tête, un étourdissement qui le forcent à prendre du repos; cet état est bientôt suivi d'une réaction générale, de chaleur, de sueurs abondantes, le pouls bat plus vite et plus fort que dans l'état ordinaire; la soif est modérée, la région épigastrique est douloureuse; le dévoiement, bien rarement quelques vomissemens accompagnent ce début : ces accidens ne tardent pas à se calmer; et le malade, après d'abondantes transpirations, entre dans une rapide convalescence, sans avoir éprouvé la période de froid. Cette espèce, jamais fâcheuse, bien moins grave que la seconde, peut y conduire si elle n'est pas soignée.

IIe ESPÈCE.

Trop souvent le Choléra commence lentement par une diarrhée qui s'accroît graduellement, marche avec les autres symptômes, et, comme nous l'avons vu, conduit insensiblement le malade à cet état d'épuisement, de faiblesse qu'aggravent rapidement alors ce début, cette subite invasion, qui le glacent, l'anéantissent et le livrent ainsi vivant, sans pouls, sans défense, sans ressources, à la fureur d'un mal promptement funeste, s'il n'est plus promptement secouru.

DURÉE.

Elle est un peu variable suivant l'âge, la force du malade, la nature de la maladie; cependant lorsqu'elle est bien carac-

---

[1] Nous n'en avons pas observé d'autres espèces. Il y a des attaques d'apoplexie qui pourraient être confondues avec le Choléra. Nous avons vu une jeune personne qui, sortant de visiter une de ses amies attaquée de cette affection, fut frappée d'une apoplexie presque foudroyante; la face et les extrémités étaient violacées, une syncope presque complète lui avait ôté l'usage de ses jambes. Cependant, aidée, elle put bientôt, à pied, retourner chez elle : une saignée, des bains de pieds sinapisés firent disparaître ces symptômes étrangers au Choléra. Le lendemain, elle était rétablie.

térisée, après son début, elle ne dépasse guère deux, quatre, et rarement six jours, temps après lequel le sort du malade est décidé.

TERMINAISON.

Le Choléra abandonné à lui-même se termine constamment d'une manière fâcheuse, soit dans la première espèce, soit dans la seconde. La soif ardente, le désir trompeur de prendre des alimens, conduisent toujours à une mort certaine. Nous avons été appelés par une malade du marché Saint-Germain à la fin de la seconde période; le dévoiement et le vomissement étaient fréquens et abondans, la malade ne voulut prendre que du lait froid et en grande quantité, elle en buvait pour plus d'un franc par jour; les accidens persistèrent, la période de froid survint, et elle succomba le troisième jour.

COMPLICATION.

Cette affection peut se compliquer d'éruptions cutanées, comme nous en avons vu des exemples; espèce de dérivation naturelle qui paraît favorable à l'issue de la maladie: d'affections vermineuses qui n'apportent aucun changement dans son caractère. Le plus souvent elle s'accompagne, quelque temps après son début, de symptômes cérébraux et d'un léger délire qui l'aggravent. Enfin elle survient quelquefois pendant le cours de la gestation, qui malheureusement ne garantit pas la femme du danger dont elle est menacée, mais qu'elle peut éviter comme dans tout autre état, en prenant les précautions convenables. L'avortement, occasionné par la disparition, l'absorbtion des eaux de l'amnios appelées sur la muqueuse intestinale, et rejetées au dehors, en est presque toujours la suite vers le trois ou quatrième jour après le début. Cependant la maladie arrêtée à temps, l'avortement n'a pas lieu, comme nous en avons une observation. (Rue Servandoni, 24.) L'accouchement s'opéra pendant la convalescence; l'enfant était sain, bien portant, les suites de couches furent heureuses.

DIAGNOSTIC.

Il est toujours facile de distinguer cette maladie de celles qui peuvent avec elle offrir des traits de ressemblance. La douleur constante dans la région de l'estomac, la diarrhée, les vomissemens, les crampes, et surtout la couleur blanche des déjections, cette teinte bleue-violette répandue sur un corps glacé, ces sueurs froides, ce changement rapide dans les traits de la face, ces yeux enfoncés, flétris, ces joues creuses, ce teint livide, la petitesse du pouls, cette prostration, ce décubitus, etc., suffisent bien pour la caractériser.

PRONOSTIC.

Le pronostic est plus ou moins grave, suivant l'espèce, le degré de la maladie, le sexe, l'âge, la constitution du malade.

Combattue dès l'origine, au début des symptômes précurseurs, cette affection n'offre aucun danger. Il est même facile de l'arrêter dans le cours de la seconde période; mais dans la troisième, le pronostic est plus fâcheux; la convalescence qui suit la première espèce est plus prompte et moins longue que dans la seconde; plus la maladie débute promptement, et moins elle est funeste, le malade offre plus de ressources.

On a pensé que cette affection était moins dangereuse chez les femmes, mais l'expérience n'a pas justifié cette opinion. Les enfans rarement y succombent. L'apparition des symptômes cérébraux est toujours d'un mauvais augure. Cependant nous les avons vus quelquefois cesser d'eux-mêmes sans évacuations sanguines, sans saignée locale ni générale; d'autres fois une épistaxis ou saignement de nez peu considérable les dissipait; mais souvent, malgré toutes les ressources de l'art, ils persistent, se compliquent d'une fièvre typhoïde, dont l'issue est presque toujours mortelle. Lorsque la langue est froide, le pouls nul, l'oppression forte et soutenue, ces symptômes annoncent une fin prochaine.

NÉCROPSIE.

A l'extérieur, et surtout aux extrémités, teinte violacée (très remarquable chez les individus sanguins), desséchement du corps, réduit à ses parties solides; les yeux flétris, retirés dans l'orbite, offrent quelquefois une tache violette, une ecchymose au-dessous de la cornée; le ventre est creux, aplati, les membres raides.

Les organes intérieurs présentent tant de variétés dans les

altérations dont ils sont affectés, que la plupart des auteurs diffèrent beaucoup sur ce point : aussi chacun d'eux y trouve, suivant sa manière de voir, les caractères tranchés de son système favori. Les uns, avec MM. Petit et Serres, n'y rencontrent que ces plaques ulcérées de la muqueuse intestinale ces glandes mésentériques, signes évidens de la fièvre entéro-mésentérique. D'autres, avec M. Broussais, sans nier l'existence des lésions cérébrales qu'ils décrivent avec soin, fixent principalement l'attention sur ces traces sensibles d'une inflammation qui s'étend de la bouche à l'anus. Enfin, quelques-uns, plus exclusifs, ne découvrent de lésion que dans le cerveau, la moelle épinière ou ses enveloppes, ou bien dans le sang coagulé, privé de son oxygène. La muqueuse intestinale leur a toujours paru intacte.

Cette divergence d'opinions sur l'état des organes qui sont le siége principal de la maladie, prouve au moins qu'ils n'offrent pas toujours les mêmes genres de lésions : ces variétés peuvent dépendre des complications des affections antécédentes, du mode de traitement, de la période à laquelle le malade a succombé. Des observateurs aussi exacts que véridiques, entre autres M. le professeur Bouillaud, n'ont jamais, dans leurs nombreuses recherches, trouvé la muqueuse intestinale saine.

Nous avons eu plusieurs fois occasion, sur les premiers malades qui ont succombé à cette affection, de constater dans le canal digestif rempli des matières blanches, des déjections, l'existence de ces plaques ulcérées de la muqueuse qui le tapissent, de la suppuration dans les trompes, les ovaires, sur la surface interne de l'uretère, etc.; des traces de péritonite avec formation de fausses membranes, d'adhérences récentes, etc., complications de la maladie principale qu'elles suivent ou précèdent.

Si les auteurs sont partagés d'opinion sur le genre de lésion du tube intestinal et de quelques autres organes, il en est de trop constans pour les nier, et sur lesquels ils sont généralement d'accord. Ainsi les poumons sont affaissés, le cœur flétri, rempli par une petite quantité de sang noir coagulé, le système artériel vide, le foie, la rate à peu près dans l'état normal; la vésicule biliaire remplie de bile, la vessie contractée, rapetissée, et sans urine ; les reins mous, sans consistance ; la surface des membranes séreuses et sinoviales est sèche ; les os ont une teinte violacée suivant M. Bégin, etc. ; mais ces organes sont sains, et le siége des lésions les plus graves stantes est évidemment le tube intestinal. On finira sans doute par s'entendre sur leur caractère, et par fonder sur cette connaissance un mode de traitement plus rationel, plus identique, plus en rapport avec la nature du Choléra-morbus.

DE SA NATURE, OU THÉORIE DES PHÉNOMÈNES PATHOLOGIQUES.

Cette question est de la plus haute importance, et pour l'aborder nous consulterons plutôt notre bonne intention que nos forces.

Quelle est donc la nature du Choléra ? quels sont les organes, les fluides affectés dans cette inexplicable maladie ? quelle est la source de tant de désordres ? est-ce le sang qui, privé de son oxygène, n'excite plus nos organes et cesse d'y entretenir la chaleur et la vie, comme le pensent quelques auteurs ? Le sang, il est vrai, contient plus de carbone et moins d'oxygène que dans l'état normal ; mais cette altération est évidemment la suite, la conséquence de la maladie et non la cause.

Doit-on la considérer comme le résultat d'une lésion du système nerveux cérébral ou ganglionnaire ? Sur quoi se fonde cette opinion ? Sur ces symptômes avant-coureurs, ces frissons qui longent la colonne vertébrale, se répandent dans les membres, ces éblouissemens, ces douleurs de tête, ces chaleurs qui, de l'abdomen, se portent vers la face ? ces symptômes précèdent ordinairement presque toutes les inflammations.

Ne doit-on voir dans cette affection qu'une inflammation plus ou moins violente de la muqueuse gastro-intestinale ? Malgré les théories les plus spécieuses, pour combattre ce système adopté par les anciens, les faits parlent trop en sa faveur pour ne pas l'admettre. C'est dans les organes gastriques qu'apparaissent, que se font sentir les premiers symptômes : ces digestions difficiles, cette douleur constante, ce sentiment de chaleur dans la région de l'estomac, ces vents qui parcou-

rent avec un peu de douleur et de bruit le tube intestinal,
ces frissons même qui partent des régions lombaires, suivent
la colonne vertébrale et se propagent au tronc, à la tête ; ces
chaleurs qui s'élèvent de l'estomac ; ce sentiment de lassitude
générale dans les bras, les membres inférieurs ; plus tard,
enfin, cette soif, ces urines rouges et rares, cette diarrhée
quelquefois douloureuse, tous ces symptômes n'attestent-ils
pas une inflammation, une lésion quelconque de la muqueuse
de ce système ?

Cependant la faiblesse des symptômes évidens de cette
phlegmasie n'est pas en rapport avec la gravité de ses conséquences [1]. Ainsi le plus ordinairement le ventre est à
peine tendu, douloureux à la pression ; dans l'origine, le
pouls, la chaleur de la peau sont à peu près dans l'état normal ; tous les autres symptômes inflammatoires dont le cor-
tége effrayant accompagne ordinairement la gastro - entérite
intense, sont légers, excepté la soif, et ceux qui dans cette affection ne sont pas constans, le vomissement et la diarrhée se
présentent dans le Choléra avec une violence et une opiniâ-
treté qui le caractérisent.

Comme la cause qui la détermine, cette inflammation est
sans doute d'une nature particulière ; mais elle présente évidemment ce caractère sous des dehors trompeurs, sans douleur locale bien vive, et souvent sans laisser de traces sensibles de son existence.

Sous l'empire de cette lésion vitale ou organique la muqueuse intestinale appelle sur sa vaste surface tous les liquides de l'économie (comme on le voit dans toutes les phleg-
masies, le corizat, etc., et suivant ce principe, cette loi *ubi
stimulus, ubi fluxus*). Pour éteindre cet immense foyer maladif, les fluides lymphatiques abondent de toutes parts,
abandonnent les parties, les organes dont ils distendent les

---

[1] L'autopsie même ne démontre pas toujours une lésion organique
bien profonde ; quelquefois on trouve une teinte rosée légère.

Si après des évacuations abondantes on parvient à faire cesser cet
accident, on voit assez souvent les malades se rétablir assez promptement, l'appétit reparaître, ce qui prouve que la muqueuse n'était pas
gravement altérée.

tissus, dont ils embellissent les formes; les seins s'affaissent, les joues se creusent; l'œil, dépouillé de ses humeurs, s'enfonce dans l'orbite; l'enfant dans le sein de sa mère, privé des eaux de l'amnios, en contact avec les parois de l'utérus, est bientôt expulsé d'une cavité dont la résistance le blesse, s'oppose à son développement, et dans laquelle il ne reçoit plus les matériaux de son existence. Le sang qui vivifie tous nos organes est dépourvu de son sérum, de sa partie fluide est réduit à sa partie solide; le cœur perd sur lui son ac-action, les contractions de cet organe affaiblies le poussent en vain vers les extrémités qu'il ne peut plus atteindre, le pouls ne s'y fait plus sentir, la douce chaleur que le sang y répandait s'éteint et le froid s'en empare. Presque entièrement soustraits à l'influence cérébrale qui s'affaiblit, les muscles, excités par les nerfs de la vie organique, se contractent douloureusement, sans que la volonté puisse contre-balancer ces effets; de là les crampes: sans impulsion, le sang veineux, renfermé dans des organes passifs, dans des parties sans mouvement, stagne dans les vaisseaux, y perd sa couleur et teint en violet foncé les tissus, les parties où il abonde, et surtout les extrémités des membres, les paupières, etc. La circulation pulmonaire plus voisine du cœur en ressent encore l'action; mais alimentée par un sang épais elle s'opère de plus en plus difficilement: de là la gêne de la respiration qui s'embarrasse, l'exhalation, les transpirations achèvent d'enlever au sang ce qui lui reste de liquide; il devient trop épais pour circuler: tous nos organes sont asphyxiés, la suffocation arrive, et la vie abandonne un corps épuisé.

Telle est, ce me semble, la théorie naturelle des phénomènes du Choléra-morbus. Si nous en avons bien saisi le caractère, les nuances, la gradation; si ce tableau est fidèle et porte avec lui le cachet de la vérité et de la conviction, toute dissidence, sous le rapport du traitement, doit cesser: deux indications, tracées par la nature même de la maladie, en découlent naturellement.

Ainsi, dans la première espèce, combattre les symptômes inflammatoires, en faire cesser, en prévenir avec prudence les effets; dans la seconde, sans épuiser davantage le malade, arrêter promptement les sources de ce dépérissement général, rendre à nos organes les matériaux qu'ils ont perdus, et sans lesquels ils ne peuvent subsister plus long-temps, c'est ce qui doit faire la base du traitement curatif. Voyons quels sont les moyens d'atteindre ce double but.

TRAITEMENT.

S'il est bien essentiel de connaître une maladie, ses symptômes, sa marche, ses périodes, sa nature, etc., c'est principalement pour en établir le traitement.

TRAITEMENT PRÉSERVATIF.

De toutes les maladies épidémiques qui nous menacent, le Choléra est une de celles dont nous pouvons le plus aisément nous garantir. Devons-nous, pour y parvenir, fuir les lieux qu'il ravage? Mais il peut nous suivre, nous atteindre dans le lieu de notre retraite; nous pouvons en emporter avec nous le germe fatal, ou cette disposition, cette affliction morale qui nous accompagnent partout et le font éclore loin des lieux où nous trouvons ces secours, ces soins éclairés qui tendent plus sûrement à nous en préserver ou à nous en délivrer. Ainsi les habitans de l'île Maurice (île de France), à l'approche de ce fléau, abandonnèrent la ville et campèrent dans les champs, et dans les forêts qui l'entourent. Cependant là, dépourvus de soins convenables, livrés aux vents, à l'atmosphère viciée qui les environne de toutes parts, aux inconstances de la température, ils succombaient plus promptement et furent obligés de rentrer dans la ville, où ils trouvèrent un abri plus sûr contre ce fléau.

Devons-nous mettre toute notre confiance dans ces chlorures, ce camphre dont nous infectons nos appartemens, dans ces infusions de camomille, de thé, de menthe, de mélisse, dans l'usage exclusif de viandes, de tous ces préservatifs enfin plus nombreux que puissans, dont les commissions sanitaires nous ont vanté la vertu?... Le Choléra s'est joué de ces faibles armes avec lesquelles nous le bravions, qui nous inspiraient une funeste sécurité, et nous aveuglaient sur les vrais préservatifs. Nous sommes cependant loin de blâmer ces sages précautions prises par l'administration pour assainir les rues, les habitations , pour secourir par tous les moyens les quartiers menacés. Nous ne saurions trop y applaudir , trop l'en féliciter : elles ne peuvent que puissamment contribuer au développement, au maintien de ce bon état de nos organes qui doit nous faire redoubler de soins pour le conserver.

De tous les moyens préservatifs , le régime est le plus sûr, le plus infaillible de tous, le plus facile à mettre en pratique. Tant que, sous l'influence des causes maladives, dont les effets sont si funestes, nos fonctions ne sont pas troublées, tant que les digestions s'opèrent bien, suivons toujours ce régime ordinaire, ce régime sain dont nous avons l'habitude ; évitons avec plus de soin que jamais ces écarts commis sans appétit, sans besoin, ces boissons spiritueuses toujours funestes, surtout à jeun ; évitons ces travaux fatigans de corps et d'esprit, ces veilles prolongées, l'excès des plaisirs, etc. ; tout ce qui peut agir d'une manière fâcheuse sur le moral et le physique, et dans toutes les circonstances affaiblir la santé. Un exercice, un travail [1] modéré, le bon air, des vêtemens chauds s'il règne des vents secs et froids ; les bains, les soins de propreté et de salubrité sur soi, dans son domicile, tels sont, suivant nous, les seules précautions préservatrices à opposer à l'invasion du Choléra. Nous n'avons parlé, en général, des infusions de thé, de camomille, des eaux gazeuses, des vins toniques-aromatiques, de tous ces stimulans dont nous n'avons pas l'habitude, que pour en signaler le danger.

Mais si les digestions deviennent pénibles, l'estomac, le ventre un peu douloureux, embarrassés ; si nous éprouvons ces symptômes précurseurs que nous avons décrits et qui nous avertissent de nous tenir sur nos gardes, ne soyons pas sourds à la voix de nos organes affectés, de cette faible indisposition aussi facile à combattre qu'elle est peu dangereuse ; proportionnons notre régime à notre état maladif : que des boissons adoucissantes, rafraîchissantes, de la bière affaiblie, de l'eau vineuse, de l'eau sucrée, du sirop de gui-

---

[1] On peut, dans ces circonstances pénibles, considérer le travail, l'exercice, comme moyens de distractions salutaires, en détournant nos yeux de ce tableau de désolation qui nous frappe et nous attriste.

2

mauve, de gomme, de groseille, etc., servent à nous désal-
térer ; que des alimens sains, des bouillons coupés, des potages gras ou maigres, des viandes légères, des légumes
doux, faciles à digérer, peu venteux, composent notre régime ;
que ces boissons, ces substances soient prises en *petite quantité*, et plus ou moins souvent, suivant le besoin, et bientôt
cette légère affection et le malaise qui l'accompagne se dis-
siperont. Retranchés dans ces limites, posées par l'hygiène
de tous les temps, nous n'avons rien à craindre du fléau
qui nous environne. Ces moyens simples, chez tous ceux à
qui nous les avons conseillés et qui en ont fait usage, ce traitement hygiénique, ont toujours réussi à empêcher le développement de la maladie; et je suis intimement persuadé
qu'en en faisant l'application à une société, à un corps orga-
nisé, cantonné, caserné; à un village, à un quartier même,
éclairés par une courte instruction, on parviendrait à les préserver sûrement de la gravité de cette affection [1].

Mais si, peu docile aux avis de la nature et de l'art, le malade est tourmenté par le dévoiement, c'est alors qu'il faut
redoubler de soins pour apaiser un accident auquel il n'at-
tache pas une grande importance et qui peut avoir les plus
funestes conséquences. La diète la plus absolue doit d'abord
enlever à cette affection son plus puissant aliment : prise à
petites doses, l'eau de gomme ou de riz sucrée avec le sirop
de guimauve, tiède ou froide, au goût du malade, adoucira

---

[1] Le 12 avril, dans l'intention d'être plus promptement utile, j'avais
fait part à la commission sanitaire permanente de ces idées sur le Choléra-morbus, de l'inutilité, du peu de succès des infusions aromatiques, de
la facilité de le prévenir, de le guérir par le régime, du danger du dévoiement qui le précède, de la nécessité de l'arrêter, des moyens sûrs
qu'on pouvait employer pour y parvenir; de ne pas attendre, comme
le dit l'instruction, pour réclamer du secours, cette période subite et
terrible de froid contre laquelle sont souvent inutiles les frictions, les
couvertures de laine, la chaleur qu'elles procurent. Je désirais qu'elle
publiât un avertissement dans ce sens; mais cette commission m'assura
qu'elle connaissait tout ce que je venais de lui dire, et qu'il fallait m'a-
dresser au préfet. A quoi nous ont servi les commissions médicales en-
voyées en Pologne? Ce généreux dévouement, pour les malades et pour
nous, a été sans fruit.

l'irritation du tube intestinal. Un demi-remède émollient, laudanisé et amilacé, agira de la même manière sur la partie inférieure du système digestif : le malade gardera en outre le repos, ou s'abstiendra de tout travail pénible. Si le mal continue ou s'aggrave, il faut y remédier promptement par des moyens plus efficaces, et arrêter ces fâcheuses déjections par l'usage de la décoction ou de l'extrait de ratanhia en boisson ou en lavement (un demi-gros d'extrait dans deux onces d'eau de gomme sucrée prise par cuillerées d'heure en heure, ou un gros dans un demi-remède de décoction de graine de lin et de tête de pavot, répété plusieurs fois par jour); on continuera les autres moyens, la diète, l'eau de riz gommée; on appliquera des cataplasmes émolliens sur le creux de l'estomac, etc., et dans quelques heures les faibles accidens et les craintes qu'ils peuvent occasioner ont cessé. Bientôt le besoin de manger se fait vivement sentir : on l'apaise par des cuillerées de bouillon coupé, prises de distance à distance; on passe aux potages et au régime que nous avons indiqués *au traitement préservatif*.

Jusque là, cependant, le Choléra n'a pas encore frappé d'une manière grave; le malade est seulement sur la voie qui y conduit et dont il peut sortir : mais sous l'empire de ces symptômes, dont le malade ne connaît pas les conséquences, et qui durent déjà depuis quelques jours, presque tout à coup surviennent cette faiblesse, ce frisson, puis cette chaleur, ces sueurs abondantes, ces symptômes inflammatoires qui caractérisent la *première espèce* de cette affection.

Que le malade soit couché promptement, dans un lit chaud, couvert suivant la saison; qu'il soit mis à la diète, à l'usage modéré des boissons adoucissantes, froides; que les demi-lavemens émolliens et laudanisés-amilacés, que les cataplasmes émolliens appliqués sur l'estomac et le ventre *recouverts de flanelle*, que quelques cuillerées d'une potion calmante (avec le laudanum de Rousseau ou de Sydenham, 15 gouttes et l'éther) apaisent l'irritation intestinale; que chez les sujets pléthoriques, sanguins, une saignée modérée, générale ou locale, vienne au secours de ces moyens lorsqu'ils sont insuffisans; que la décoction ou l'extrait de la racine de ratanhia [1], soit dirigée contre le dévoiement et le vomissement, s'ils existent, et dans les proportions et le mode déjà indiqués précédemment : bientôt, sous l'influence de ces simples moyens thérapeutiques, les accidens diminueront, souvent même sans avoir recours aux évacuations sanguines et chez des sujets jeunes et pléthoriques, comme nous en avons de nombreux exemples : ils cesseront complétement dans l'espace de douze ou vingt-quatre heures. La diarrhée et les vomissemens qui, quelquefois, persistent encore pendant quelque temps, et entraînent des parties des substances médicamenteuses, s'apaisent : une réaction s'opère, une transpiration assez abondante s'établit, la langue s'humecte, la soif se tarit, le pouls se calme et est plus régulier. Si le dévoiement et le vomissement ont cessé complétement depuis quelque temps, et que le malade n'en redoute plus le retour, on supprime la décoction de ratanhia. On con-

[1] L'action de la décoction de racine de ratanhia est tellement efficace, qu'elle opère quelquefois presque instantanément. J'ai vu, chez un cholérique (rue J. J. Rousseau, 15, M. D...) qui avait déjà eu cinquante évacuations, et qui était encore tourmenté d'envies d'aller à la selle, un demi-lavement avec l'extrait, arrêter sur-le-champ cet accident. Le remède, gardé toute la journée, n'a été rendu que le soir, et le dévoiement n'a plus reparu. La santé a été promptement rétablie.

Dans tous les cas, ce médicament diminue sensiblement les déjections, et tarde peu à les supprimer complétement. Occasionne-t-il de l'irritation ? C'est une erreur de le croire ; l'expérience journalière démontre que son administration ne s'accompagne, n'est suivie d'aucune sensation désagréable, pénible ou douloureuse. Nous l'avons, à dessein, sans nécessité personnelle, expérimenté sur nous-même, sans en rien éprouver autre chose que ses effets connus. Souvent dès le lendemain de son emploi les malades se trouvent bien, n'éprouvent aucune douleur, se sentent appétit et prennent avec plaisir et sans inconvénient des alimens liquides : nous l'avons, depuis un certain temps, toujours employé, et nous n'avons pas un seul exemple d'irritation ou d'inflammation qui en ait été la suite. Dans une famille entière, la mère qui a éprouvé le Choléra le plus intense, le fils, la demoiselle, la bonne même, en firent usage ; chez tous l'action bienfaisante fut très prompte, même chez le plus malade, et la santé et les digestions ont été très promptement rétablies.

Quelle est son action ? Elle agit comme astringeante, ou elle modifie, elle change sans doute le mode d'irritation des surfaces sur lesquelles

tinue cependant encore quelque temps les cataplasmes sur l'épigastre; on rend les boissons plus rafraîchissantes, plus agréables, en y ajoutant du jus de citron; et dès que l'appétit, le besoin se font sentir, quelques cuillerées de bouillon coupé, données par intervalles et prises avec plaisir, préparent l'estomac à des alimens de plus en plus substantiels; des potages, deux ou trois par jour, des viandes légères bien cuites, une eau vineuse, conduisent à une santé qui commande toujours des précautions.

Mais si le coup qui frappe le malade depuis long-temps menacé, le trouve épuisé et s'accompagne de ce froid mortel et de tous les autres symptômes qui caractérisent *la seconde espèce,* ou *la troisième période,* comment remédier à cet anéantissement, à ce dépérissement auxquels succombent tous nos organes presque sains [1]? Si nous avons bien exprimé, bien saisi l'en-

elle se répand. Nous ne saurions en outre nous en rendre précisément raison : mais connaissons-nous mieux l'action du quinquina, dont nous ne contestons pas l'efficacité dans les fièvres intermittentes, de l'émétique que M. Broussais emploie déjà comme dérivatif ou spécifique, et avec succès, dans les affections de poitrine et peut-être un jour dans les gastro-entérites, après avoir tant fulminé, tant crié contre son emploi dans ces circonstances? Croyez-vous avec cet auteur, ce professeur célèbre : « Que par l'effet de ces lavemens astringeans, la matière cholérique ne se *détachera* pas, qu'elle *remontera* vers la partie supérieure, et que le cerveau se congestionnera? » Quel raisonnement pour M. Broussais! (*Voyez* ses leçons.) Si le lavement fait remonter la matière vers la partie supérieure, que deviendra-t-elle, si vous donnez le médicament par cuillerée? Ce n'est pas la matière qui est le mal, c'est l'irritation, comme il le pense sans doute ; si vous la faites cesser, si vous la fixez ailleurs par des dérivatifs appliqués aux pieds, vous en délivrez ainsi tous les autres organes essentiels, sans y épuiser les matériaux de la vie.

[1] Irez-vous retirer de la circulation, en extraire le peu de sang épais qu'elle met si difficilement en mouvement? Pourquoi? Voulez-vous faire cesser l'irritation dans les organes malades? Mais, quel est dans le sang ce principe irritant? Cette irritation subsistera tant qu'il y aura une goutte de sang dans le système circulatoire. Si vous l'en privez entièrement la mort surviendra, et le mal subsistera: il ne peut cesser que par un travail dont le sang est l'élément. On peut affaiblir l'inflammation, pour soulager le malade, mais on ne peut pas anéantir un phénomène pathologique qui est une fonction réparatrice, inhérente à un tissu, à un organe lésé. Par

chaînement de ces accidens qui conduisent le malade à la mort, l'indication est précise, il faut arrêter sur-le-champ les matériaux de la vie qui s'écoulent au dehors ; faire cesser le dévoiement et les vomissemens par la décoction de ratanhia ou tout autre moyen aussi efficace ; suspendre l'usage des substances qui peuvent les entretenir, les exciter ; il faut rendre au sang cette partie fluide qu'il a perdue ; calmer cette soif ardente qui est l'expression de ce besoin de nos organes par des boissons adoucissantes, rafraîchissantes, froides ou tièdes, suivant le goût du malade et en petite quantité, par cuillerées, de distance en distance [1] ; apaiser l'irritation des organes digestifs par les cataplasmes et quelques cuillerées de potion calmante ; la détourner par des sinapismes aux

les évacuations sanguines, voulez-vous rétablir la circulation interrompue ? Mais vous obtenez à peine ce sang que vous attendez en vain ; déjà les artères sont vides, comme le prouvent des observations de saignées de l'artère temporale, pratiquées sur le vivant à l'hospice Necker et à l'Hôtel-Dieu. Si vous en obtenez, vous aggravez évidemment le mal au lieu d'y remédier : il faut au contraire donner à ce fluide les élémens qu'il a perdus : loin d'en extraire, je serais plutôt tenté d'en injecter pour rétablir la circulation interrompue faute de matériaux. J'étais disposé à tenter cette expérience sur une cholérique chez laquelle le pouls avait été insensible pendant une journée entière, si son état ne s'était amélioré ; c'est là, je pense, le seul moyen thérapeutique, énergique dans ce cas pressant. Quant au traitement par le gaz oxygène, il est fondé sur une erreur.

[1] Nous insistons beaucoup sur ce mode d'administration des boissons. L'estomac est alors dans cet état de susceptibilité qu'occasionne l'action de l'émétique. Le malade a souvent une grande tendance à vomir ; une tasse de tisane produit cet effet, et le liquide est rejeté par le vomissement ou les déjections alvines, lorsqu'il est donné en grande quantité ; mais par cuillerées il est absorbé sur les surfaces avides sur lesquelles il glisse, et ne peut s'y amasser, distendre les organes et les irriter. Tel est le seul effet salutaire de la glace donnée par petits morceaux au malade ; elle arrive à l'état d'un liquide froid, et petit à petit, dans l'estomac ; le punch léger, donné en petite quantité, fournit au sang la quantité d'eau dont il est étendu. La bière légère et une foule d'autres liquides offrent évidemment les mêmes résultats.

Ainsi, pauvres malades qui êtes dans l'impossibilité de vous procurer ces précieux médicamens, consolez-vous, l'eau sucrée froide à petites doses offre les mêmes avantages, et n'en a pas les inconvéniens.

pieds; frictionner vivement avec de la flanelle sèche et chaude
les membres pour faire cesser les crampes; y rappeler la
chaleur et favoriser la circulation; environner dans ce but
le malade de bouteilles de grès remplies d'eau chaude, de
briques, etc. Après quelque temps de suffocation, d'agita-
tion, de malaise, le calme renaît, les accidens s'affaiblis-
sent; une réaction salutaire s'opère, une douce chaleur se
porte à la tête, colore, anime la figure, se répand dans tout
le corps; une moiteur assez abondante l'accompagne; les
crampes diminuent; le sang, qui est la source de ces phénomènes, a déjà repris dans les boissons un peu de sa partie liquide; la circulation pulmonaire se rétablit, la voix
devient plus claire, plus forte; le pouls se dessine mieux, est
plus sensible, la respiration plus facile, le sang plus rouge;
la cianose, ou la couleur violette des mains et des yeux s'ef-
face. Un sommeil réparateur diminue cette faiblesse, les
fluides commencent à reparaître dans l'économie; la face est
déjà moins maigre, les urines commencent à couler; enfin le
malade, semblable à l'oiseau placé sous la machine pneuma-
tique, et auquel on rend graduellement l'air vital dont on
l'a privé, revient insensiblement à la vie, sans offrir aucune
trace profonde et douloureuse de l'affection qui l'a conduit
aux portes du tombeau.

A mesure que les accidens se dissipent, que la santé se
consolide, on cesse les médicamens, l'usage des sinapismes,
des cataplasmes émolliens aux pieds; on continue, comme
nous l'avons dit, les boissons, et dès que l'appétit se fait
sentir on suit le régime dont nous avons déjà tracé les règles,
et que le malade lui-même peut diriger.

CONVALESCENCE.

En général la convalescence est toujours assez longue,
même lorsque les accidens ont été combattus dans l'origine,
à plus forte raison quand le malade a été affaibli par la
violence du mal et par les évacuations sanguines. L'appétit,
le besoin ne tardent pas à se faire sentir, mais l'estomac reste
languissant, un peu douloureux; les substances solides, le
pain, la viande, occasionnent long-temps des digestions laborieuses, pénibles; les alimens liquides seuls digèrent aisé-

ment; sous l'influence de ce régime, les facultés digestives se rétablissent; des boissons légèrement toniques, un peu de vin et d'eau pendant les repas, agissent quelquefois sur le tube intestinal comme sur les plaies anciennes, et opèrent une plus prompte guérison.

RÉSUMÉ.

Le Choléra ne frappe donc jamais tout à coup; abandonnée à elle-même cette maladie est toujours mortelle; soignée, c'est la moins dangereuse de toutes, la plus facile à prévenir, à combattre dans son cours, excepté dans la dernière période, lorsque le malade anéanti n'offre plus que des ressources incertaines à un traitement alors souvent impuissant.

Pour vous préserver de cette affection, écoutez ces maux d'estomac, ces digestions pénibles, difficiles, cet appétit trompeur, cette soif insidieuse, qui doivent être satisfaits lentement; devancez les accidens; appelez au secours, mais surtout hâtez-vous dès que le dévoiement, funeste avant-coureur du Choléra-morbus, se déclare. Vous pouvez encore y remédier par la diète et le repos; et prévenir cet épuisement, cette période de froid dont le traitement le plus sagement conduit, peut plus difficilement éloigner le danger.

Tel est le faible résultat de nos recherches et de notre expérience sur le Choléra depuis qu'il attriste Paris. Le temps ne nous a pas permis de donner plus d'étendue à ce travail; mais si nous sommes parvenus à démasquer ce fléau, à prouver qu'il est aussi facile à prévenir qu'à détruire, dans l'origine; si nous avons trouvé le mode de traitement adapté à sa nature; si nous avons pu sur cet objet faire passer dans les esprits notre intime conviction, basée sur un grand nombre d'observations heureuses; si les succès enfin de cette méthode confirment à ceux qui la suivront que nous avons rendu service à l'art et à l'humanité, nous aurons atteint le but auquel tendront toujours nos constans efforts.

FIN.

www.ingramcontent.com/pod-product-compliance
Ingram Content Group UK Ltd.
Pitfield, Milton Keynes, MK11 3LW, UK
UKHW021630130726
13696UKWH00005B/2097